CONTRIBUTION A L'ETUDE

DE

L'ACTION DU CHLOROFORME

PAR

Maurice SAUVE

Docteur en médecine de la Faculté de Paris,
Ancien interne à l'hospice Sainte-Catherine (Moulins-sur-Allier)

PARIS

A. PARENT, IMPRIMEUR DE LA FACULTÉ DE MÉDECINE

A. DAVY, successeur

52, RUE MADAME ET RUE MONSIEUR-LE-PRINCE, 14

1883

CONTRIBUTION A L'ETUDE

DE

L'ACTION DU CHLOROFORME

PAR

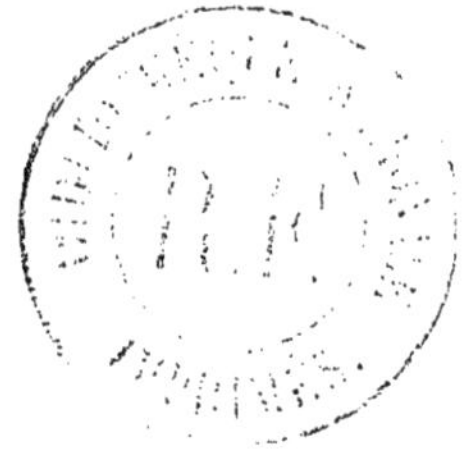

Maurice SAUVE

Docteur en médecine de la Faculté de Paris,
Ancien interne à l'hospice Sainte-Catherine (Moulins-sur-Allier)

———— ••◆•• ————

PARIS

A. PARENT, IMPRIMEUR DE LA FACULTÉ DE MÉDECINE
A. DAVY, successeur
52, RUE MADAME ET RUE MONSIEUR-LE-PRINCE, 14

—

1883

A LA MÉMOIRE DE MON PÉRE

A MA MÈRE

A MON FRÈRE

MEIS ET AMICIS

CONTRIBUTION A L'ÉTUDE

DE

L'ACTION DU CHLOROFORME

AVANT-PROPOS

Il n'y a pas cinquante ans, le chloroforme, après quelques essais et quelques hésitations, entrait dans la thérapeutique. Son arrivée, préparée en quelque sorte par l'avènement de l'éther, fut accueillie partout avec joie ; sa nécessité s'imposait.

Flourens le premier, suivant, ou plutôt dirigeant le courant scientifique du moment, et étudiant la question des éthers au point de vue anesthésique, constata les propriétés stupéfiantes d'un corps jusqu'alors fort peu connu : le chloroforme.

Le 10 novembre 1847, Simpson, guidé peut-être par les expériences de Flourens, communiquait à la Société médico-chirurgicale d'Edimbourg un mémoire sur la chloroformisation appliquée à l'homme pour supprimer la sensibilité dans un but opératoire.

Son travail n'était point l'œuvre d'un enthousiaste. Ne demandant de raisons qu'à la réalité des faits, le savant anglais venait exposer devant la Société le résultat fourni par cinquante observations, dans lesquelles, comparant le chloroforme à l'éther, l'avantage restait décidément au premier. En homme pratique et sincèrement convaincu de ce qu'il avançait, Simpson en appelait aux essais de ses confrères. Son appel fut entendu. L'Angleterre et la France, puis bientôt l'Europe entière voulurent connaître le nouveau venu, et lorsqu'il fut bien constaté que quelques gouttes de ce dernier versées sur un mouchoir pouvaient déterminer une anesthésie complète, profonde, son triomphe sur l'éther fut assuré.

Tout d'abord le triomphe fut éclatant. Mais voilà que bientôt des faits malheureux viennent troubler l'enthousiasme et interrompre le succès ; des cas de mort s'étaient produits, causés par le chloroforme ! L'autorité elle-même s'en émut et mit d'urgence à l'ordre des discussions la question des dangers qui se rattache à la chloroformisation.

L'Académie de Médecine, la Société de Chirurgie, diverses Sociétés savantes, la plupart des journaux médicaux s'emparèrent alors des observations dans lesquelles la mort était survenue, les comparèrent entre elles, en recherchèrent les causes, qui furent attribuées tout d'abord à une asphyxie accidentelle, tenant soit à l'emploi de mauvais appareils, gênant la respiration, soit à l'action directe du chloroforme sur les fonctions de l'hématose. Une étude plus attentive fit admettre, peu de temps après, que la mort subite était le résultat d'une syncope accidentelle.

Mais les insuccès étaient en somme peu nombreux relativement aux cas heureux. Aussi, malgré les accidents qu'il pouvait provoquer, le chloroforme n'en reste pas moins l'agent anesthésique par excellence.

Toutefois, en raison même de ces accidents, on se tient toujours en éveil. Chaque chirurgien, au moment des premières inspirations, a conscience du danger que court le patient ; c'est là une de ses préoccupations constantes. Aussi voit-on à chaque instant la question des anesthésiques, question « éminemment chronique et périodique », suivant l'expression de M. J. Regnauld, se reproduire dans les discussions scientifiques. Un mot suffit pour ouvrir le débat auquel chacun vient prendre part et apporter l'appui de son expérience. La Société de Chirurgie, l'Académie de médecine, la Société de Pharmacie, la Société de Biologie se passionnent tour à tour, se demandant si c'est à ses impuretés ou à son mode défectueux d'administration que le chloroforme est redevable de ses insuccès, ou bien si, chose plus grave et pour laquelle nous devons demeurer absolument impuissants, les cas de mort sont dus à certaines idiosyncrasies que rien ne peut au préalable révéler. On cherche dans l'état général ou dans certaines affections locales l'explication des décès, et au concours d'Agrégation de 1880 on met dans l'urne comme sujet de thèse : *les Contre-indications à l'Anesthésie chirurgicale*, sujet que M. Duret a su magistralement traiter.

En même temps, la physiologie expérimentale s'empare du sujet. On étudie l'action du chloroforme dans le règne animal et dans le règne végétal. Expérimentant *in anima vili*, on peut provoquer à son gré différents

accidents mortels ou non et en rechercher les causes ;
P. Bret découvre la *zone maniable*.

C'était, croyons-nous, faire avancer la question d'un
grand pas, mais non point la résoudre. Aussi avec
quelle ardeur l'Académie de médecine a-t-elle saisi,
l'année dernière, l'occasion de la porter de nouveau à
l'ordre du jour, et avec quelle passion chaleureuse et
inquiète chacun est-il venu affirmer son opinion,
appuyée sur de longues et attentives années d'expérience.

Et cependant la lumière n'est point faite et le doute
persiste. Des maîtres également éminents sont venus
apporter à la tribune des paroles contradictoires, et
l'incertitude se dégage encore du choc de leurs
convictions.

Est-ce une raison pour se désintéresser du débat ?

Loin de nous pareille idée ; nous l'avons suivi avec
trop d'intérêt, et nous en reconnaissons trop l'importance.

Bien souvent, depuis, nous nous sommes demandé
de quel côté est la vérité. Ayant observé des cas de
mort dans l'administration du chloroforme par les
modes ordinaires, nous avons été séduit par l'affirma-
tion de M. le professeur Gosselin, et nous avons voulu
voir par nous-même ce que vaut le procédé qu'il
préconise.

Pour une constatation pareille, il nous fallait un
grand nombre de sujets. M. de Brun, interne dans le
service de M. Péan, a bien voulu nous permettre
d'anesthésier les malades sous sa direction. C'est aussi
lui qui nous a guidé dans les quelques expériences

que nous avons faites avec le concours bienveillant de M. E. Goupy.

Qu'il reçoive ici, ainsi que ce dernier, nos plus sincères remercîments.

Nous n'avons pas la prétention d'en finir avec cette question du chloroforme. Ce que nous voulons, c'est apporter de nouvelles preuves en faveur du procédé qui nous semble le meilleur et faire tous nos efforts pour le vulgariser. Nous nous déclarerons heureux si nous avons atteint ce but.

CHAPITRE PREMIER

ÉTAT DE LA QUESTION

Lorsque, au mois de mars 1882, M. le professeur Gosselin vint à l'Académie de médecine exposer son procédé d'administration du chloroforme, il trouva devant lui de nombreux et ardents contradicteurs. MM. Verneuil, Maurice Perrin, Trélat, Le Fort, Léon Labbé, Tillaux, Vulpian, Jules Guérin et Panas prirent part à la discussion qui dura plus de deux mois. Depuis cette époque, la question a fait peu de progrès, et un compte rendu des séances de l'Académie serait le meilleur exposé qu'on pourrait en faire.

Comment faut-il administrer le chloroforme? Tel est le point principal autour duquel viennent se grouper d'autres recherches, qui ont bien leur importance, sur la valeur des impuretés du liquide et sur le genre de mort par suite de son absorption.

Le mode d'administration est tout; l'impureté n'a que peu de valeur, dit M. Gosselin, et il ajoute qu'il n'a jamais eu de motifs pour croire que le chloroforme qu'il a employé ait été l'occasion de dangers ou même d'inconvénients. Ces dangers, il ne les nie pas, mais il croit qu'il est facile de s'en mettre à l'abri en pratiquant l'anesthésie peu à peu et graduellement. Suivant les quantités inspirées, on peut observer dans l'état du patient les trois variétés suivantes :

1° Petites doses : anesthésie très imparfaite, anesthésie des accoucheurs ; dans ce cas, il est entré dans le sang trop peu de chloroforme à la fois pour paralyser le cerveau et la moelle.

2° Doses massives données sans interruption. Ici, le chloroforme arrive en masse au bulbe et supprime son influence sur le cœur et la respiration.

3° Doses progressives avec intermittences. C'est la méthode que M. Gosselin préconise. Le sang arrive dans ce cas beaucoup moins riche en vapeurs anesthésiques ; les centres nerveux s'habituent peu à peu à la dose utile de chloroforme et peuvent en recevoir une dose un peu plus forte sans inconvénient.

« J'ai la conviction, dit M. Gosselin, que le chloroforme administré sur un mouchoir ne doit pas donner la mort, lorsque le chirurgien aura bien saisi toutes les contre-indications et se sera familiarisé avec la nécessité des doses tout à la fois progressives et intermittentes. C'est à la suite de longues études sur les animaux et sur l'homme que je suis arrivé à une dose approximative, en donnant le chloroforme progressivement, observant les phénomènes qui se produisent et donnant à l'agent anesthésique, au moyen des intermittences, le temps de s'éliminer en partie, afin qu'il n'arrive pas en trop grande abondance aux centres nerveux. »

Le professeur de la Charité expose ensuite la marche à suivre pour les inhalations.

6 inspirations de chloroforme et d'air ; 2 d'air pur.

7	—	—	—	2	—
8	—	—	—	2	—
8	—	—	—	2	—
8	—	—	—	2	—
8	—	—	—	2	—
10	—	—	—	2	—
10	—	—	—	2	—
10	—	—	—	2	—
10	—	—	—	2	—
10	—	—	—	2	—
10	—	—	—	2	—
4	—	—	—	2	—
4	—	—	—	2	—
113				**28**	

« Grâce à ce procédé, l'administration du chloroforme n'offre aucun danger...

Une règle aussi absolue ne pouvait être admise ; M. le professeur Verneuil fut le premier à l'attaquer, et il la combattit vivement. Il y a trente ans, dit-il, que j'administre le chloroforme, et, depuis vingt ans, je le donne en me servant des règles puisées dans les préceptes de Bouisson, de Chassaignac, de Perrin ; en cas d'accident, je me sers des moyens recommandés par tous nos maîtres : respiration artificielle, flagellation épigastrique, traction de la langue, etc.; dans ces conditions, je n'ai pas eu un seul accident grave pendant vingt-neuf ans et demi, et cependant, il y a quelques mois, j'en ai eu un dans les conditions les plus favorables et les plus régulières.

« L'expression algébrique », suivant laquelle M. Gosselin voudrait résoudre la technique des inhalations de chloroforme, n'a pas la valeur que son auteur lui accorde. Aussi M. Verneuil croit-il devoir « se séparer avec éclat de M. Gosselin » et affirmer pour son compte que le chloroforme, même bien administré et bon, peut par lui-même et de lui-même entraîner la mort. Il s'en tient à la formule de Robert : chaque fois qu'on introduit dans l'économie un agent quelconque ayant pour but de supprimer la sensibilité ou la motilité, on crée un grand danger pour le malade. De sorte que, avant de pouvoir dire que le procédé des intermittences des inhalations, préconisé par M. Gosselin, met définitivement à l'abri de tout désastre, il faut encore attendre. M. Verneuil affirme le contraire. On doit, en effet, tenir compte des états organiques de l'opéré. Si l'on s'en rapporte au dernier relevé du *British medical Journal* (18 février 1882), dans près de la moitié des cas de mort (il s'agit de neuf décès), le cœur a été trouvé à l'autopsie hypertrophié ou gras, circonstance d'autant plus funeste que le diagnostic en est souvent impossible.

M. Verneuil ne fut pas seul à protester. M. Maurice Perrin ne pouvait laisser traiter, sans prendre part à la lutte, un de ses sujets de prédilection. Il vint proposer l'administration à petites doses successives et par inhalations continues, conseillant d'éviter autant que possible les réactions brusques de la période d'excitation, et de suspendre chaque fois qu'il survient des mouvements violents et des envies de vomir ou des troubles de la respiration.

M. le professeur Trélat s'éleva lui aussi contre les affirmations de M. Gosselin. Le jour même, dit-il, où l'on venait formuler à cette tribune cette proposition, que le chloroforme ne cause jamais d'accidents lorsqu'il est bien administré, je perdais par suite de l'anesthésie un malade qui était venu se faire enlever une tumeur. Il y a vraiment des coïncidences bizarres. La parole de M. Gosselin est d'autant plus grave qu'elle vient de plus haut, qu'elle a été émise par un homme dont nous nous plaisons tous à reconnaître l'autorité, et à suivre les avis. Peut-être M. Gosselin nous dira-t-il qu'il y avait dans le fait que je viens de rapporter quelque contre-indication qui nous a échappé. On n'administre pas bien le chloroforme, nous a-t-il dit ; chaque fois qu'il arrive un accident, c'est qu'on a failli à l'une des règles de l'administration de l'anesthésique, ou qu'on a méconnu une contre-indication. C'est contre cette proposition qu'ont protesté MM. Léon Labbé, Verneuil, Rochard, Perrin. Je ne puis ne pas joindre ma protestation à celle de mes collègues. Non, il n'est pas vrai que, lorsque des malades succombent au chloroforme, ce soit la faute du chirurgien qui l'a administré. Quand un opéré succombe sous l'influence du chloroforme, sa mort est due à des causes diverses.

Tantôt c'est une syncope ; tantôt une action réflexe sur le bulbe. En outre, ceux qui succombent pendant l'anesthésie ne meurent pas au même moment ; les uns meurent au début, les autres à la fin de l'anesthésie. M. Gosselin dira : On a introduit trop de chloroforme à la fois dans le sang, c'est la cause de la mort ; mais il y en a qui sont morts après avoir respiré vingt gouttes seulement de chloroforme. Ainsi la cause de la mort, l'époque de la mort, tout varie. Enfin il faut tenir compte du choc traumatique qui peut intervenir pendant l'anesthésie ; n'est-ce pas lui qu'il faut invoquer chez un malade qui,l'anesthésie étant terminée, et sous l'influence du dernier coup de bistouri, tomba en syncope mortelle, exactement comme les chiens chez lesquels M. Vulpian pratique l'excitation du pneumo-gastrique ?

On peut conclure de ces faits que, quand on commence à administrer le chloroforme, quelle que soit la méthode employée, quelles que soient les précautions prises, quelles que soient les réserves faites, l'opéré traverse une série de périodes dangereuses ; quoique vous disiez, vous vous trouverez toujours en présence de ces dangers inhérents à l'anesthésie elle-même. Si la doctrine de M. Gosselin était admise sans conteste, ce serait jeter les jeunes chirurgiens dans une sécurité des plus dangereuses. Il faut que nous nous servions du chloroforme avec cette conviction profonde que c'est une puissance, et que, comme toute puissance, c'est un danger.

M. le professeur Le Fort partage les idéesde M. Trélat. En 1848, dit-il, Sédillot affirmait que le chloroforme pur et bien administré ne tue jamais. C'était là une parole dangereuse pour l'avenir et même pour le passé, puisqu'à l'époque ou Sédillot tenait ce langage il y avait eu déjà des cas de mort par le chloroforme. M. Gosselin, avec toute son autorité, prononce aujourd'hui ces mêmes paroles en les aggravant, puisqu'il dit que le chloroforme même légèrement impur n'a pas d'inconvénients et ne donne pas la mort, quand il est bien administré. Sédillot laissait encore une échappatoire aux chirurgiens assez malheureux pour perdre un malade sous le chloroforme , M. Gosselin ne laisse

même pas cette échappatoire de l'impureté du chloroforme, puisque, selon lui, même impur, il n'a pas d'inconvénients.

Les causes de la mort sont multiples et variables ; c'est
une syncope, un arrêt de la respiration, une asphyxie. Il
faut tenir compte des impressions morales vives, de l'influence de l'alcoolisme, des cœurs gras, etc. L'alcoolique
meurt en se débattant, en pleine période d'agitation.

En somme, parmi les causes de mort, il en est qui
sont dues au malade lui-même, et d'autres à des cir-
constances qu'on ne peut apprécier d'avance. Il n'y a
pas plus de sécurité avec le procédé de M. Gosselin
qu'avec les autres procédés.

Des affirmations si nombreuses et si contraires à sa
théorie ne pouvaient manquer de rappeler M. Gosselin
à la tribune. Il vint ramener la discussion à son point
primitif. Tout le monde n'administre pas le chloroforme de la même façon ; quel est le meilleur procédé ?
Si le mien a des inconvénients, quels sont-ils ? M. Perrin
prétend que les intermittences retardent beaucoup trop
l'anesthésie et que je perds le résultat qui avait été ob-
tenu ; mais le chloroforme est moins volatil et plus lent
à se séparer du sang que bien d'autres agents, tels que
l'éther et le protoxyde d'azote ; et si, pendant les quelques secondes que durent les deux inspirations à l'air
libre, l'anesthésie n'avance pas, on peut dire qu'elle ne
recule pas, ou qu'elle recule d'une façon insensible.
Du reste il n'y a pas de perte de temps, car les intermittences suppriment ou atténuent les irrégularités
qui obligent à suspendre les inhalations continues.
Lorsqu'il s'agit de vie ou de mort, un excès de précision
n'est guère nuisible ; et si les chiffres gênent, qu'on

recoure aux intermittences sans les compter. Si les malades sont susceptibles, ils s'en trouveront bien ; s'ils appartiennent à la catégorie des tolérants, ils ne s'en trouveront pas plus mal. « MM. Perrin et Le Fort m'ont demandé de quelle variété de mort j'entends préserver les malades et si ma technique sera préservatrice contre la mort produite par une syncope indépendante du chloroforme. Je ne comprends pas sur un sujet anesthésié une syncope indépendante. En général on revient d'une syncope, et pour qu'elle soit aussi rapidement mortelle qu'elle l'est dans les cas malheureux de chloroformisation, je ne puis m'empêcher de croire que le chloroforme y est pour quelque chose et qu'il a agi de l'une des façons indiquées par les physiologistes. »

On admet généralement que ce médicament excite d'abord, puis paralyse le cerveau, la moelle et le bulbe ; et MM. Franck, Arloing et Duret ont très bien démontré qu'au début de l'inhalation, c'était l'excitation du pouvoir réflexe du bulbe qui causait le malheur. Il peut se faire aussi que la paralysie mortelle du cœur résulte du contact sur cet organe d'un sang chargé d'une trop grande quantité de l'agent anesthésique. Quelle que soit l'explication que l'on choisisse, on n'en arrive pas moins à cette opinion, que c'est : ou l'arrivée brusque, ou l'excès du chloroforme qui a causé la mort. La dose maniable, dont les écarts varient suivant les sujets, a été dépassée, et les intermittences, en empêchant la surprise au début et la surcharge à la fin, permettent au chirurgien de ne pas dépasser cette dose maniable.

En dehors de ces syncopes d'origine bulbaire et nerveuse, y en a-t-il une autre également mortelle qui viendrait pendant que le malade est sous l'influence du

Sauve.

chloroforme, sans que ce dernier y fût pour rien;
M. Gosselin ne le croit pas, et quel que soit le mécanisme de la mort, il l'attribue à ce que le sujet a pris
un peu plus de chloroforme qu'il n'en fallait pour sa
constitution, ou l'a pris un peu trop vite sans avoir eu
le temps de s'y accoutumer. Il est d'ailleurs tout prêt à
admettre qu'il y a d'autres théories de la mort par ou
pendant la chloroformisation que celles dont il a puisé
la notion dans les travaux des physiologistes. Il dit
même accepter volontiers que M. Trélat a eu affaire,
dans le cas qu'il a rapporté, à une de ces variétés qui
seraient au-dessus de toutes les techniques ; mais à côté
des cas de ce genre, il restera toujours les variétés de
mort connues, et ce sont celles auxquelles M. Gosselin
songeait quand il est venu proposer une administration
préservatrice.

« Que répondre à M. Trélat, dit en terminant M. Gosselin, lorsqu'il me menace d'un cas de mort qui ne serait
pas évité par ma technique? Attendez que ce cas se soit
produit pour porter un jugement. Je n'ai pas dit que je
n'aurais jamais de mort subite pendant les inhalations;
j'ai simplement dit que je n'en avais pas eu, et si cet
accident se présentait, je viendrais vous dire : ou bien
j'ai mal suivi les règles que j'ai posées, ou bien mes
règles ne sont pas suffisantes, et il y a mieux à faire.

« Mes contradicteurs disent tous qu'il est impossible
de supprimer la mort par le chloroforme, et qu'il faut
se résigner à accepter cette victime exceptionnelle. Je
ne me résigne pas, et je repousse de toutes mes forces
cette décourageante opinion, qui émane de la doctrine
de la fatalité, en matière de résultats chirurgicaux. Si
l'on ne trouve pas mon procédé suffisant, qu'on cher-

che jusqu'à ce qu'on ait trouvé mieux, mais qu'on ne s'abandonne pas au fatalisme et au découragement. Quant à moi, je n'ai voulu critiquer et surtout accuser personne, et l'aphorisme de Sédillot, dans sa bouche comme dans la mienne, n'est nullement accusateur. Je dis simplement : je vous donne un procédé ; il y en a et il y en aura peut-être d'autres ; cherchez le meilleur, et quand l'expérience aura confirmé mes prévisions, les jeunes d'aujourd'hui monteront à cette tribune et diront à nos successeurs : nous avons aujourd'hui le moyen de donner l'anesthésie sans risquer de donner la mort. Ils proclameront bien haut que Sédillot était dans le vrai et qu'il a bien mérité de la science, lorsqu'il a publié cet aphorisme inoffensif qui a été si mal compris dans la discussion de 1882. »

Cette réplique de M. Gosselin mit fin, en quelque sorte, à la discussion du procédé opératoire, car les orateurs qui se succédèrent, ou bien, comme MM. Tillaux et Jules Guérin, adoptèrent jusqu'à un certain point la technique de M. Gosselin ; ou bien, comme M. Vulpian, étudièrent simplement la question au point de vue de l'action physiologique.

M. Tillaux reconnut la nécessité d'intermittences basées sur l'état du malade ; et M. Jules Guérin formula ainsi son opinion : Pour éviter les accidents, dit-il, il faut :

1° Réduire la dose au minimum ;

2° Diluer le chloroforme, c'est-à-dire faire respirer au malade un mélange d'air et de chloroforme ;

3° Ne pas pousser trop loin les inhalations

4° Faire alterner des respirations d'air pur avec des respirations d'air et de chloroforme.

Ainsi donc la question, si elle n'est pas résolue, est du moins nettement posée :

D'une part, MM. Verneuil, Trélat, Le Fort, Maurice Perrin, Labbé, sont contraires aux intermittences.

D'autre part, MM. Gosselin, Tillaux, Jules Guérin, les admettent et les préconisent.

Enfin M. Panas, venant clore la discussion, affirme que « les règles à suivre varient d'un sujet à l'autre, et ne sauraient être renfermées dans une méthode unique ; une méthode *fixe* d'administration du chloroforme ne saurait être admise comme règle invariable et sûre. »

CHAPITRE II

DES PHÉNOMÈNES DE L'ANESTHÉSIE.

LEUR NATURE.

Avant d'entrer dans la discussion et d'apporter des preuves ou des arguments en faveur de la théorie qui nous paraît devoir être actuellement adoptée, nous croyons utile d'étudier brièvement ce qui se passe lorsqu'on administre le chloroforme. Nous trouvons dans cette étude des renseignements utiles sur la nature même des accidents de l'anesthésie et peut-être déjà quelques indications en faveur de l'un ou de l'autre procédé.

« Au moment où les vapeurs anesthésiques parviennent dans la cavité bucco-nasale, dit M. Perrin, elles y provoquent quelques picotements désagréables, et quelquefois font naître un sentiment de suffocation comparable à celui que causent les vapeurs de chlore ou d'acide sulfureux. Bientôt le sujet ressent un trouble inexprimable; il perçoit des bruissements singuliers, des battements aux tempes, une sorte de bouillonnement dans le cerveau. Des bouffées de chaleur montent à la tête et se répandent dans tout le corps; la face s'anime le regard est humide et brillant, la peau est chaude, le pouls s'accélère. »

Puis la période d'*excitation* commence.

Les idées se succèdent avec une incroyable rapidité, et le malade, actif dans cette sorte de rêve pathologique, vous permet, grâce à des interpellations et aux courtes phrases qu'il prononce, de suivre jusqu'à un certain point la série de ses pensées instables. Au bout de peu de temps des accouplements bizarres de monosyllabes succèdent aux membres de phrase, indiquant une dépression intellectuelle qui bientôt aboutit au silence absolu.

Pendant ce temps, la sensibilité a subi les mêmes variations. Après l'hyperexcitabilité sensorielle des premiers moments, apparaît une diminution dans la sensibilité générale.

La motilité, elle aussi, est touchée, et de la même façon. Aux mouvements brusques et désordonnés de la première période succède le calme le plus complet.

En somme : après la *période d'excitation* vient la période dite *chirurgicale*, pendant laquelle l'anesthésie générale permet, sans que le patient en ressente de douleur, d'effectuer les opérations nécessaires.

Mais si l'on prolonge les inhalations, la période d'*anesthésie organique* surviendra, période dangereuse et que le chirurgien doit s'efforcer d'éviter.

En quoi consiste-t-elle? On sait que Bichat distinguait trois expressions de la sensibilité :

1° La *sensibilité consciente* qui préside à la vie de relation ou aux mouvements extérieurs ;

2° La *sensibilité inconsciente* qui se traduit par les mouvements organiques internes;

3° La *sensibilité insensible*, c'est-à-dire insaisissable à l'œil, parce qu'elle se manifeste autrement que par des mouvements, par exemple par des actions nutritives ou trophiques.

C'est la sensibilité consciente, source de douleurs, qui est supprimée dans la période chirurgicale.

Mais qu'on aille plus loin, et alors la sensibilité inconsciente, source de réflexes continuels sans lesquels la vie est impossible, sera touchée à son tour. On aura atteint la période d'anesthésie organique. C'est alors que surviendront les syncopes et les arrêts respiratoires.

Ce n'est pas à dire pour cela que des troubles du côté de la respiration ou de la circulation ne puissent se produire dans les deux premières périodes ; mais ils sont rares, tandis qu'ils sont en quelque sorte inévitables dans la troisième. Ce sont ces troubles qui constituent le danger.

Est-ce à dire que la syncope ou l'asphyxie soient la conséquence immédiate de l'inhalation chloroformique? Il n'en est rien, et les expériences suivantes que nous avons répétées bien des fois sont démonstratives sur ce point :

Il ne faut pas plus de 7 à 8 secondes pour faire périr une souris sous les vapeurs du chloroforme; or on peut tenir ce même animal pendant plus de deux minutes sous l'eau sans déterminer chez lui le moindre accident.

En moins d'une minute une grenouille succombe dans une atmosphère saturée de chloroforme, et tout le monde sait combien l'asphyxie est lente à se produire chez cet animal qui peut vivre si longtemps sous l'eau.

L'asphyxie n'est donc point la conséquence immédiate de la chloroformisation.

Les mêmes expériences servent à prouver que la syncope ne peut être davantage incriminée. En effet, si quelques minutes après avoir contaté la mort de la souris on ouvre son thorax, on remarque alors que le cœur, cet ultimum moriens, survit en quelque sorte à l'animal et qu'il continue à battre. Les pulsations d'abord régulières et assez rapides arrivent bientôt à se ralentir, puis des intermittences surviennent. Au bout de quelques minutes les alternatives de systole auriculaire et ventriculaire ne se succèdent plus avec régularité, et les oreillettes se contractent deux ou trois fois, pendant que l'on n'observe qu'une seule contraction ventriculaire ; puis, après une demi-heure environ, tout mouvement cardiaque cesse peu à peu.

Il ne s'agit donc pas d'une syncope.

Si ce fait n'était pas suffisamment démonstratif, nous pourrions rappeler les quelques expériences que nous avons faites sur des insectes. Il suffit de plonger pendant 10 secondes dans une atmosphère chloroformée des guêpes, des sauterelles, des cigales, pour les faire périr. Comme ces insectes ne sont pas, que nous sachions, susceptibles de syncope, on est forcé d'admettre ou bien qu'ils ont été asphyxiés, ou bien que la mort est due à une intoxication. Or on doit rejeter l'idée d'asphyxie, puisque nos propres expériences nous ont appris que ces mêmes insectes peuvent rester plus de deux minutes sous l'eau sans présenter d'accidents.

Enfin n'est-ce pas une intoxication du protoplasma

qui, seule, peut nous rendre compte du fait suivant :
Après avoir coupé des fleurs de verveine et de géra-
nium, nous les avons placées sur deux supports au-
dessus de deux soucoupes; dans l'une d'elles nous
avons versé quelques gouttes de chloroforme. Puis
nous avons recouvert chaque soucoupe d'une petite
cloche. Au bout de quelques minutes, les fleurs en
contact avec l'atmosphère chloroformée étaient flétries ;
les autres étaient fraîches et ont gardé pendant plus
de vingt-quatre heures leur fermeté et leur couleur.

Ainsi ni la syncope, ni l'asphyxie ne nous rendent
compte du mode d'action du chloroforme. Sur quel élément agit cet anesthésique? « C'est toujours, nous le
savons, par cette question qu'il faut débuter dans l'é-
tude d'une substance ou d'un agent quelconque. Et
cette question offre partout le même sens aux yeux
d'un physiologiste. Un animal, considéré dans son
ensemble, est quelque chose de subjectif et d'abstrait,
une expression littéraire qui embrasse une foule de
choses vagues et ne répond à rien de saisissable. La
réalité physiologique dans le corps d'un animal, c'est
l'élément d'où dérive l'activité vitale. » (Cl. Bernard,
Leçons sur les anesthésiques et sur l'asphyxie, p. 97,
1875.)

L'éminent physiologiste démontre ensuite que le
chloroforme pénètre dans le sang, sans décomposition,
qu'il se répand dans toute l'économie et arrive au contact des centres nerveux. Si, par un procédé quelconque, on empêche la circulation de le transporter dans
une certaine partie du corps, l'anesthésie s'y généra-
lise cependant; elle y est transmise par l'intermédiaire
lade moelle et des nerfs; si au contraire on empêch

le sang chloroformé de pénétrer au contact des centres
nerveux, l'anesthésie est impossible. Ainsi l'anesthésique a son action principale sur les centres nerveux;
mais que se passe-t-il dans ces organes pendant qu'ils
la subissent? La trépanation a permis de constater que
dans l'anesthésie il y a anémie du cerveau, mais cette
anémie ne *dépasse pas* celle que l'on a constatée pendant le sommeil (Cl. Bernard); on est donc forcé d'admettre qu'il y a autre chose que de l'anémie cérébrale.
Il y a donc là une action spéciale, analogue à celle
que produit l'absorption de l'alcool, action portant sur
les cellules nerveuses centrales, sur la cellule sensitive principalement. « D'après Cl. Bernard, l'analyse
rigoureuse des faits permet d'apprécier d'une façon
assez exacte l'action physico chimique qu'ils exercent
sur les éléments nerveux. Cette action consiste en une
véritable coagulation de la substance même de la cellule nerveuse, coagulation qui ne serait pas définitive,
c'est-à-dire que la substance même de l'élément anesthésié pourrait revenir à son état primitif normal,
après l'élimination de l'agent toxique. » (Duret, Des
contre-indications à l'anesthésie chirurgicale, thèse,
1880.)

C'est en vertu de cette même action sur le protoplasma cellulaire que, sous l'influence des anesthésiques, la sensitive, qui n'a pas pourtant de système
nerveux, perd les mouvements de ses feuilles; que la
germination cesse dans les graines des plantes, pendant tout le temps qu'elles sont plongées dans une atmosphère chloroformique.

Ainsi, les symptômes produits par les inhalations
chloroformiques sont des signes d'empoisonnement.

L'étude seule de ces symptômes aurait pu nous mener à cette conclusion à laquelle la physiologie nous a conduit : à savoir que l'intoxication porte d'abord sur le système nerveux. Cette excitation des centres moteurs de l'écorce grise, qui réagissent d'une façon désordonnée et produisent les agitations musculaires qu'on observe au début; cette exaltation des régions psychiques et sensorielles qui engendre le délire, les hallucinations et les rêves, qui provoque une loquacité excessive : puis, dans une seconde période, ce calme qui survient peu à peu, ce sommeil qui envahit tout l'organisme, n'est-ce pas là le résultat de l'intoxication des hémisphères cérébraux ?

La perte définitive de la sensibilité dans les régions du tronc et des membres, la perte du tonus musculaire et vasculaire, l'affaissement de l'action réflexe, l'apparition de la résolution musculaire, tout cela n'annonce-t-il pas l'intoxication médullaire ?

Enfin, plus tard, les troubles respiratoires et circulatoires qui se produisent quand les inhalations sont poussées plus loin, n'indiquent-ils pas que le bulbe, à son tour, a été intoxiqué ?

L'étude de cette progression a permis à Willième (Congrès de Bruxelles, 1876, p. 116) de diviser ainsi l'action des anesthésiques sur les centres nerveux :

1re *période.* — Suspension des fonctions des lobes cérébraux (*sommeil*).

2e *période.* — Suspension des fonctions de la moelle ou de la protubérance, etc., comme organe de sensibilité (*anesthésie*).

3e *période.* — Suspension des fonctions des centres

cérébraux spinaux, comme organes excito-moteurs (*résolution musculaire*).

4º *période*. — Suspension des fonctions du bulbe et
des nerfs organiques, comme principe des mouvements
respiratoires et cardiaques (*cessation de la respiration
et arrêt du cœur; mort*).

Il faut toutefois reconnaître que les limites qui cir-
conscrivent ces périodes ne sont pas toujours distinctes,
et que l'on voit parfois l'anesthésie s'établir avant
l'hypnotisme et la perte de connaissance.

Il faut aussi se hâter d'ajouter que les accidents qui
se produisent sous le chloroforme n'apparaissent pas
seulement à la période bulbaire. C'est là un fait important dans l'histoire des anesthésiques, et qui nous
rend compte des nombreuses théories émises pour expliquer les cas de mort dans les dernières périodes.

Ces théories, il serait trop long de les discuter toutes ;
les faits précédents sont des arguments qui nous en
dispensent. Qu'il nous suffise de rappeler les princi-
pales.

On a parlé de compression du cerveau par les vapeurs chloroformiques ; d'altération organique du sang ;
d'altération chimique résultant, soit de l'action des vapeurs anesthésiques qui empêche l'action de l'oxygène
sur les globules, soit de la décomposition du chloroforme et de la mise en liberté du carbone qui s'empare
de l'oxygène du sang ; d'asphyxie mécanique, produite
par la stase du sang dans les capillaires pulmonaires.

On a incriminé la chute de l'épiglotte sur l'ouverture
du larynx (Ricord) ; la rétraction de la langue (Yvon-

neau) ; les mucosités qui bouchent la glotte et ne peuvent être expulsées (Stanelli).

On a cru à une anesthésie du cœur (Gosselin, Casper, Jobert) ; enfin on a accusé la pureté du chloroforme.

Sans rejeter absolument toutes ces hypothèses, nous devons dire qu'elles suffisent rarement à expliquer la mort, et que celle-ci est le résultat le plus fréquent d'un trouble bulbaire produisant, soit la *syncope cardiaque*, soit ce que M. Vulpian a appelé la *syncope respiratoire*.

Ce trouble bulbaire se manifeste par des symptômes variables, suivant les cas ; étudions d'abord les conséquences qui en résultent sur l'innervation du cœur.

Syncope cardiaque. — Elle peut se produire au moment des premières inhalations par suite d'une action réflexe dont le point de départ est l'irritation produite par la vapeur chloroformique sur la muqueuse laryngée. Le plus souvent elle se produit en même temps qu'une syncope respiratoire. Duret propose de l'appeler *syncope primitive* ou *syncope laryngo-réflexe*.

Un peu plus tard, pendant la phase d'excitation, lorsque déjà les vapeurs anesthésiques ont pénétré en quantité notable dans le courant circulatoire, la mort peut survenir par l'action brusque et irritative qu'exercent ces vapeurs sur le bulbe (Arloing). Tout d'un coup, le visage devient d'une pâleur cadavérique, les traits se décomposent, le pouls disparaît subitement sous le doigt qui l'observe ; le cœur s'est arrêté et n'a plus une seule systole. Les mouvements respiratoires deviennent faibles, superficiels et se suspendent quelques instants après.

Nous trouvons dans la thèse de M. Duret une observation de ce genre de mort. Nous la rapportons ici.

OBSERVATION (communiquée par M. Terrier). — *Syncope produite par l'anesthésie chloroformique, la narcose étant incomplète. — Mort. — A l'autopsie : légère surcharge graisseuse du cœur.*

La nommée J.., agée de 70 ans, entra dans mon service de la Salpêtrière pour se faire opérer d'une cataracte sénile; elle savait que je venais de pratiquer la même opération, en utilisant l'anesthésie choroformique et ne se décida à se faire enlever sa cataracte que sur ma promesse formelle de la soumettre aux inhalations du chloroforme.

L'état de la malade était excellent, et rien ne paraissait contre-indiquer l'usage de l'agent anesthésique; l'examen des urines avait été fait et les fonctions circulatoires et respiratoires étaient normales.

Le 9 août 1879, jour fixé pour l'opération, je pris toutes les précautions habituelles, c'est-à-dire que j'avais à ma portée une machine électrique à courant intermittent et une pince pour la langue.

Le pouls de la malade battait lentement, mais très régulièrement; M. Defontaine, mon interne, lui fit respirer un peu de chloroforme, et comme elle s'agitait, je procédai moi-même à l'inhalation chloroformique, pendant que M. Defontaine maintenait la tête. J'ai versé quelques grammes de chloroforme sur une compresse pliée en quatre, que je maintenais à distance de

la bouche de la malade. Tout d'abord, les choses mar-
chèrent normalement, les inspirations étaient régulières, le pouls lent.

Bientôt la malade s'agita et voulut se lever, ce qu'elle
ne put faire qu'à moitié, la tête étant maintenue laté-
ralement par les mains de mon interne. Je continuai
l'administration du chloroforme, sans en ajouter d'ailleurs sur la compresse; la malade parla un peu, chercha
à repousser la compresse, puis tout à coup le pouls dis-
parut et la respiration s'arrêta. Résolution musculaire
complète, les membres soulevés sont inertes et re-
tombent lourdement, en même temps les lèvres présentent une légère teinte violacée.

La malade est placée la tête en bas, et on fait des
mouvements de respiration artificielle, en comprimant
les parois thoraciques. On électrise les nerfs phré-
niques, un des pôles étant au cou, l'autre promené au
niveau des attaches du diaphragme. Il se fait encore deux
à trois inspirations assez éloignés les unes des autres,
mais c'est tout.

Excitation de la face, du thorax, par la flagellation ;
introduction du doigt au fond du pharynx jusqu'aux
cordes vocales supérieures; il n'y a aucune action réflexe produite. La face était devenue de plus en plus
violacée, ce qui d'ailleurs peut s'expliquer par la position déclive de la tête.

La cornée est absolument insensible, depuis que le
pouls s'est arrêté.

La malade étant remise sur son lit, la tête toujours
dans une position assez déclive, on pratique la respiration artificielle à l'aide des mouvements d'élévation et
d'abaissement des bras, combinés à la compression mé-

thodique et cadencée du thorax, en même temps on électrise la région du cou qui correspond au trajet probable des nerfs cardiaques.

Sous l'influence de cette respiration artificielle, la teinte violacée de la face tend à s'amoindrir, mais cette amélioration dure peu, et la cyanose ne tarde pas à s'accentuer de plus en plus.

Au bout de trois quarts d'heure, l'excitabilité électrique des muscles de la face, du peaussier du cou, du masséter, conservée jusque-là, disparaît, les téguments se refroidissent malgré les frictions nombreuses faites par mes aides; on cesse tout mouvement, la mort étant certaine.

A l'autopsie pratiquée 48 heures après la mort, on trouve : une congestion très intense de tous les viscères : poumon, reins, foie et rate.

Le cœur a ses parois minces, flasques, chargées extérieurement d'une certaine quantité de graisse; l'aorte est saine, non dilatée, les valvulves sigmoïdes sont normales et suffisantes. Nulle part on ne trouve de traces d'endocardite ; les valvulves mitrale et tricuspide sont normales.

Les centres nerveux un peu congestionnés comme les viscères abdominaux. Les méninges ne sont nullement adhérentes aux circonvolutions, et des coupes verticales des hémisphères, pratiquées d'avant en arrière, permettent de s'assurer de l'état d'intégrité des centres nerveux.

En fait, rien du côté du cœur ne nous permet d'expliquer cette mort par syncope, sauf un peu de surcharge graisseuse.

Ajoutons que le chloroforme utilisé nous avait déjà

servi à endormir d'autre malades, entre autres une femme opérée de kyste ovarique.

Très étonné de cet accident que nous observions pour la première fois, nous prîmes des renseignements sur cette femme, et il nous fut répondu que, depuis quelque temps, elle se mettait assez souvent en état d'ivresse. Mais, fait plus important, c'est que la malade avait eu plusieurs fois déjà des syncopes, sans cause connue ; ces accidents même l'avaient tellement effrayée, qu'on retrouva sur elle des prières pour préserver de la mort subite. Il n'est pas besoin de dire que nous ignorions ces faits, et que la malade ne nous en avait pas dit un mot.

Cette seconde forme de syncope cardiaque peut être appelée syncope *par choc chloroformique bulbaire*. (Duret).

A la période suivante, lorsque les vapeurs chloroformiques circulant depuis longtemps ont cessé de produire l'excitation nerveuse, ce n'est plus la mort par choc chloroformique qu'on observe, c'est l'arrêt même des fonctions bulbaires qui va se produire, déterminant d'abord soit l'arrêt des fonctions cardiaques, soit l'arrêt des fonctions respiratoires suivant la prédisposition individuelle. « Le plus souvent, la mort survient sans qu'on s'y attende ; le chirurgien s'aperçoit, tout d'un coup, que la plaie cesse de saigner ; au même instant, on l'avertit que le pouls vient de s'arrêter, ou qu'il s'affaiblit. Il relève la tête, et voit que le visage du patient est devenu d'une pâleur cadavérique, que ses traits sont décomposés, la bouche entr'ouverte, la tête inclinée, et que les mouvements respiratoires sont superficiels, à peine visibles : ils s'arrêtent bientôt, et la mort est définitive » (Duret). Telle est la *syncope toxique bulbaire*.

Syncope respiratoire. — A ces trois formes cardiaques, correspondent trois formes pulmonaires.

Dès le début de la chloroformisation, on peut observer des accidents mortels par arrêt brusque de l'acte respiratoire ; l'expérimentation physiologique explique très bien les cas de mort qui se produisent ainsi : chez les animaux à l'état sain, lorsqu'on excite le bout céphalique des nerfs laryngés supérieurs, on produit un arrêt de la respiration qui peut être suivi de mort : le même effet se produit lorsqu'on excite tout autre des nerfs qui animent les parties supérieures des voies respiratoires à l'aide d'un pinceau imbibé de chloroforme, par exemple (Vulpian).

La même chose arrive chez l'homme : il est probable que c'est l'excitation produite par les vapeurs du chloroforme sur la muqueuse des voies respiratoires supérieures qui détermine l'arrêt brusque de la respiration que l'on observe sur quelques malades. Cet arrêt est le plus souvent momentané, et tout rentre bientôt dans l'ordre ; mais il peut être persistant, et le malade meurt. En général l'arrêt de la respiration précède l'arrêt du cœur, quelquefois ils coïncident. Cet accident se montre surtout chez les personnes nerveuses, impressionnables, ou bien lorsqu'on approche brusquement des vapeurs trop concentrées chez des individus affaiblis par de longues suppurations ou des hémorrhagies.

Pendant la période d'excitation, la mort peut

survenir par arrêt respiratoire. Les phénomènes cliniques qui la précèdent sont variables. « Au moment où le malade se débat entre les mains des assistants, dit le professeur Le Fort, on l'a vu plusieurs fois s'asseoir brusquement sur son séant, les yeux fixes, hagards, largement ouverts, la face bleuâtre, comme cyanosée, puis retomber brusquement en arrière dans cet état de résolution qui caractérise la mort. Dans ces cas, on trouve toujours noté dans les observations (lorsque les phénomènes morbides sont indiqués) que la respiration s'arrête. mais que le cœur continue à battre pendant un temps plus ou moins long. A l'autopsie, on trouve les poumons gorgés d'un sang spumeux, noirâtre, et les phénomènes cadavériques de l'asphyxie. »

Dans d'autres cas, après une agitation plus ou moins longue, au lieu de porter sur la glotte, la tétanisation semble porter sur les muscles respiratoires. Quelques respirations pénibles, stertoreuses, se produisent, puis la face bleuit peu à peu pendant que les muscles de la respiration, ne déterminant que des mouvements très limités, ne font entrer dans le thorax que des quantités d'air tout à fait insuffisantes.

D'autres malades enfin, sans qu'on puisse en donner une explication suffisante, « malades en général timides et craintifs, tombent dans un état de torpeur, oublient pour ainsi dire de respirer, et favorisent ainsi l'arrêt du cœur : il n'y a pas de cyanose, pas de spasme tétanique, ils meurent en *silence* » (Duret).

Quant à la syncope respiratoire toxique, c'est-à-dire quant à l'arrêt de la respiration résultant d'inhalations chloroformiques prolongées, on peut voir, par les quelques expériences que nous avons faites, qu'elle est la cause habituelle de la mort des animaux anesthésiés. Ici, il n'y a plus de doutes, c'est bien l'innervation pulmonaire qui est frappée la première, puisque le cœur continue à battre bien longtemps après que l'animal a cessé de respirer. Toutefois il faut dire que plus on s'élève dans l'échelle animale, et plus aussi l'arrêt cardiaque tend à se confondre avec l'arrêt respiratoire.

Chez l'homme, voici comment les choses se passent : on observe le plus souvent une cyanose très marquée des lèvres et de la face, un gonflement des veines du cou. Il est rare que la respiration se suspende d'un seul coup ; le plus souvent, elle devient, pendant quelques instants, bruyante, stertoreuse, pénible. En même temps, existent les plus grandes irrégularités du pouls, quelquefois de véritables intermittences, des pauses prolongées. Puis les mouvements respiratoires se ralentissent, deviennent moins profonds, plus superficiels, purement diaphragmatiques, et cessent. Le cœur continue encore à battre faiblement, puis s'arrête.

Il faut ajouter que des causes occasionnelles nombreuses peuvent favoriser cet arrêt respiratoire : chute de la langue, mucosités dans l'arrière-gorge ; irritation et congestion pulmonaire par la vapeur de chloroforme ; inflammations pleurales et pulmonaires, adhérences de la plèvre, etc...

Telles sont les conditions de mort *par le Chloroforme*. Nous n'avons pas parlé, avec intention, des cas dans lesquels le malade meurt *sous le Chloroforme*, la mort étant provoquée par un choc traumatique.

Le chloroforme, en effet, a pour action d'augmenter considérablement l'intensité des réflexes. On sait ce qui arrive chez un animal sain par l'excitation du bout central du pneumogastrique ; on produit un arrêt brusque, immédiat de la respiration, arrêt qui dure peu, une demi-minute, une minute au plus, puis tout rentre dans l'ordre. Mais l'effet est tout autre chez un animal chloroformisé : l'excitation du bout central du pneumogastrique sectionné arrête, il est vrai, la respiration et même plus facilement, mais de plus cet arrêt est permanent. Dans le plus grand nombre des cas du moins, la fonction ne se rétablit plus, et l'animal meurt. Si maintenant on fait l'expérience sur le bout périphérique du même nerf, on observe alors les phénomènes suivants : lorsqu'il s'agit d'un animal non anesthésié, l'excitation produit l'arrêt du cœur, qui devient flasque, comme mort ; mais cet arrêt n'est que momentané, et même dans le cas où l'excitation est continuée, l'organe reprend ses fonctions comme auparavant. Il n'en est plus de même avec un animal chloroformisé : dans ce cas l'expérience précédente arrête plus facilement les battements du cœur, et de plus ceux ci ne se reproduisent plus, l'animal est tué (Vulpian). Par conséquent non seulement l'anesthésique agit sur les cellules des centres respiratoires, mais il agit aussi sur les cellules des ganglions sympathiques, moteurs du cœur.

Bien plus, des accidents surviennent non seulement quand on excite les nerfs bulbaires, mais encore lorsque le traumatisme porte sur un point quelconque de l'organisme. Au moment où l'animal est profondément endormi, si une incision est pratiquée, on voit immédiatement sa respiration s'arrêter et rester suspendue pendant un temps plus ou moins long. Sur un chien engourdi par l'anesthésie, M. Vulpian électrisa le bout central du sciatique coupé ; immédiatement la respiration cessa et l'animal mourut.

Du reste, les expériences de Franck, de Conty, avaient établi définitivement qu'une impression des nerfs sensitifs et sensoriels pouvait provoquer l'arrêt du cœur ; et Vigouroux (Acad. des Sciences 1861) avait démontré que cette influence des irritations des nerfs sensitifs n'était nullement abolie chez les animaux anesthésiés, qu'elle paraissait même augmentée, qu'elle pouvait être exaltée au point d'arrêter les mouvements du cœur.

Les faits abondent en faveur de cette explication. C'est un malade de M. Trélat, qui, au moment de la première incision, pâlit et meurt (*Bullet. de la Soc. de chir.*, 1871, p. 85) ; c'est un enfant qui meurt au moment où on introduit un écarteur entre ses paupières (Duret, Thèse, p. 130) ; le Dr Hart (*Edimb. med. Journ.*, 1878, p. 411), le Dr Grinsfort (*Medical Times*, 1878, p. 769) rapportent des cas analogues à celui de M. le professeur Trélat, etc.

« Comment ne pas admettre l'action du choc traumatique sous le chloroforme, lorsque le malade étant dans un sommeil paisible et régulier, *au moment précis* où le chirurgien pratique une incision à la peau, où il sonde un trajet fistuleux, où il réduit une luxation, une ankylose, où il cathétérise l'urèthre, où il dilate un anus atteint de fissure, on voit le cœur et la respiration s'arrêter, et la mort survenir ? Si, une première fois, la syncope n'est pas définitive, à une seconde interven-

tion, elle apparaît de nouveau, et se manifeste ains
un certain nombre de fois, plus vive, plus prononcée,
jusqu'à obliger le chirurgien de suspendre son action
sous peine de faire courir au malade les plus grands
dangers. Quelquefois c'est une apnée subite qui ter-
mine la scène. » (Duret, thèse, p. 137.)

Telles sont les conditions de la mort par le chloroforme et sous le chloroforme. On voit qu'elles sont
diverses, et l'on comprend difficilement comment
M. Maurice Perrin a pu écrire ce qui suit : « Malgré
la diversité des troubles fonctionnels, qui rendent le
danger imminent ou qui en marquent le début, le mécanisme de la mort, jugé par l'ordre d'abolition des
grandes fonctions, reste toujours le même et se traduit
ainsi : arrêt brusque et primitif des battements du
cœur ; immédiatement après, anéantissement des forces, disparition définitive de la respiration, et enfin
cessation de toute manifestation vitale ? » (M. Perrin,
Dic. encycl. des Soc. méd., art. ANESTHÉSIE CHIRURGI-
CALE, p. 456.)

Restent maintenant les accidents et les cas de mort
après le chloroforme sur lesquels M. le professeur Richet a appelé l'attention. Ils consistent en des phénomènes congestifs et inflammatoires, portant soit sur
l'appareil laryngo-pulmonaire avec lequel les vapeurs
chloroformiques ont été en contact direct, soit sur le
système nerveux central. M. Richet a observé des congestions, des œdèmes et même des inflammations de
l'appareil broncho-pulmonaire ; il a pu constater aussi
des congestions cérébrales graves avec délire dans des
cas où les manœuvres opératoires ne pouvaient être
incriminées.

Ces accidents tardifs, nous les avons retrouvés dans nos expériences. Un de nos lapins, après avoir été soumis pendant longtemps et à de nombreuses reprises à l'action du chloroforme, est replacé dans sa cage à 7 heures du soir. A 10 heures il vivait encore ; le endemain il était mort. A l'autopsie, on trouva une congestion considérable du foie ; les poumons présentaient à leur base et dans la région moyenne des taches noires, sortes d'infarctus, ayant à la coupe la forme d'une pyramide dont le sommet regardait le centre, et la base la périphérie ; le reste du poumon crépitait assez bien. Les autres organes paraissaient sains.

Le jeune chat que nous avons anesthésié nous a offert des symptômes plus intéressants encore. Un quart d'heure après une longue anesthésie, alors qu'il était encore en pleine résolution musculaire, il est pris tout à coup de mouvements convulsifs des membres inférieurs, et d'une extrême rigidité des membres antérieurs. Pendant cinq minutes ces phénomènes augmentent, puis tout à coup une trémulation généralisée se produit pour faire place au bout de deux minutes aux symptômes primitifs. Quelques secondes après, le chat se réveille, puis bientôt essaye de s'asseoir ; la trémulation du train de derrière persiste ; il lui est impossible de marcher.

Le lendemain, paraplégie presque absolue sans diminution appréciable de la sensibilité des membres postérieurs ; l'animal marche en traînant le train de derrière ; il ne peut se tenir debout. Il refuse toute nourriture.

Le surlendemain on le trouve mort.

Ainsi, la chloroformisation détermine des accidents

tardifs portant sur le système nerveux. Il semble que
dans certains cas l'empoisonnement des cellules nerveuses ait été trop absolu pour que ces cellules puissent retrouver leur intégrité fonctionnelle. Peut-être
est-ce là l'explication de certains décès survenus le
lendemain ou le surlendemain d'opérations chirurgi-
cales, et dans lesquelles on n'a jusqu'à présent accusé
que le traumatisme ?

CHAPITRE III

LA TECHNIQUE DE LA CHLOROFORMISATION.

Ainsi que cela résulte du chapitre précédent, on peut et on doit admettre que *le plus souvent* la mort par le chloroforme est le résultat d'un empoisonnement du système nerveux. Nous nous trouvons donc posséder en main une substance qui, suivant les cas, est un remède nous donnant ce que nous attendons de lui, ou un agent toxique qui, brutalement, nous apporte le plus terrible des mécomptes.

Poison violent ou médicament parfait, tel est le chloroforme ; entre ces deux extrêmes, il n'est pas de degrés.

Eh bien, cette propriété que nous trouvons dans ce corps, il n'est pas seul à la posséder. Tous nos médicaments vraiment actifs sont toxiques lorsqu'on dépasse certaine dose.

Pour éviter les accidents, on reste en deçà de la limite permise, cherchant, *grâce au mode d'administration*, à faire donner à l'agent thérapeutique tout le secours qu'il peut nous apporter.

Parmi les procédés que nous avons à notre disposition, un des plus faciles est *la dilution*. C'est elle qui nous permet d'introduire dans la matière médicale un des poisons les plus violents : l'acide cyanhydrique. Grâce à elle, on peut administrer en un temps déterminé, aussi long qu'on le voudra, à intervalles absolument égaux, un médicament actif, et tenir le malade sous son action pendant le temps nécessaire.

Quelle différence entre une potion absorbée en une ou deux fois et la même préparation avalée à petits coups et à intervalles réguliers dans le courant de la journée !

Nous avons eu l'occasion d'observer plusieurs cas d'empoisonnement par le chloral, et le plus souvent les accidents ont été le résultat *non de la dose, mais du mode d'administration.*

Dans le premier cas, il s'agissait d'une jeune femme forte, grande, bien constituée, atteinte de coliques néphrétiques qui, chez elle, duraient en général trois à quatre jours. Le premier soir, un lavement de chloral de 4 grammes est administré sans résultat ; le lendemain un lavement avec 6 grammes est prescrit sans plus de succès. Voyant cela, et en face des souffrances atroces de la malheureuse femme qui ne pouvait pas supporter la morphine, on prescrit un lavement avec 8 grammes de chloral.

Moins d'une heure après on vint en toute hâte chercher l'interne de garde avec lequel je me trouvais, et nous pûmes alors constater l'état suivant : la malade était dans une sorte de coma, avec refroidissement des extrémités ; son visage était pâle, la respiration stertoreuse ; le pouls très faible, mais régulier. Les pupilles étaient considérablement resserrées et restaient immobiles sous l'influence de la lumière.

L'halcine avait une forte odeur de chloroforme, et il nous fut impossible de ne pas rapprocher ce fait de certain cas d'empoisonnement par cet agent. Ce qui vint encore augmenter la similitude, c'est que bientôt les pulsations devinrent plus faibles encore, quelques-unes se montrèrent irrégulières, et la respiration diminuant peu à peu d'intensité finit par s'arrêter. Ce n'était point là un arrêt subit comme dans les cas de syncope cardiaque de l'intoxication chloroformique; c'était cet arrêt qui se produit assez souvent lorsque au milieu des inhalations les malades semblent *oublier de respirer*. Nous fûmes obliger de faire la respiration artificielle pendant près de quatre heures, après quoi l'état de la malade s'améliora. Le pouls devint plus fort; les mouvements respiratoires se firent naturellement et avec assez d'ampleur; quelques paroles furent prononcées, absolument incohérentes du reste, comme pendant l'anesthésie chloroformique. Le lendemain matin, la malade allait bien. Sa respiration avait encore une forte odeur de chloroforme.

Ainsi donc, voilà 8 grammes de chloral qui déterminent un empoisonnement très grave, et cependant cette dose ne passe pas pour être toxique. Nous avons vu administrer des potions de 12 et 15 grammes sans qu'un accident en ait résulté. La cause de cette différence d'action doit être recherchée dans la différence d'administration. Une potion se prend en plusieurs fois dans le courant de la journée, tandis que les 8 grammes contenus dans le lavement ont été pris en bloc; il y a eu *absorption massive*.

Il est même possible que les 6 grammes de la veille eussent provoqué des accidents s'ils avaient été absorbés. Nous avons appris que la malade avait rendu le premier et le second lavement presque de suite après leur administration, tandis qu'elle a gardé le troisième.

Ce fait n'est pas unique; nous en avons pu constater un analogue dans le même hôpital Laënnec, à quelques jours de distance. Comme dans le cas précédent, il a fallu faire la respiration artificielle.

Enfin, nous rapprochons de ces faits l'observation suivante :

« M. X..., étudiant en médecine, 26 ans, est tourmenté depuis plusieurs nuits par une insomnie qui le fatigue et qu'il ne peut expliquer. Pour la combattre, il prend un soir vers neuf heures et demie, *en une seule fois*, une potion contenant 4 grammes de chloral. Une heure après, en entrant dans sa chambre, on le trouve dans le coma; respiration stertoreuse et difficile, pouls très faible, odeur chloroformique de l'haleine. Deux de ses amis, internes des hôpitaux, font la respiration artificielle, lui font absorber une infusion concentrée de café, le flagellent et parviennent, après une heure d'efforts, à le tirer momentanément de son état comateux. Un sommeil naturel survient; mais au bout d'une demi-heure, les mêmes accidents se reproduisent, et, cette fois, une syncope terminale survient malgré les plus énergiques tentatives pour la prévenir. »

N'est-ce pas encore à l'absorption en masse et d'un seul coup des 4 grammes de chloral qu'on doit cet accident? N'aurait-il pas été évité si la potion avait été prise en plusieurs fois?

Je veux bien que la dose soit ici relativement peu élevée et insuffisante en général à provoquer la mort;

j'admets qu'on a affaire ici à une *susceptibilité individuelle* dont il faut tenir grand compte; mais ces sus-
ceptibilités individuelles doivent être recherchées
dans l'administration du chloral, tout aussi bien et au
même titre que dans l'administration de l'opium et de
la morphine.

Il en sera de même pour le chloroforme. Les accidents produits par cet agent sont imputables souvent
à certaines idiosyncrasies, et c'est un des motifs pour
lesquels nous proposons la dilution de la vapeur chloroformique dans une proportion relativement considérable d'air normal. Cela permettra (qu'on nous par-
donne cette expression vulgaire) de tâter le terrain.

Du reste, si nous consultons les dernières recherches de physiologie expérimentale, nous serons con-
duits au même résultat.

Le 13 mars 1880, M. Paul Bert faisait à la Société
de biologie une communication (sur la zone maniable
du chloroforme), de laquelle il résulte qu'un chien
peut dormir indéfiniment, s'il respire un mélange de
15 grammes de chloroforme pour 100 litres d'air. L'a-
nimal respire dans un vase clos, dans lequel on a introduit de la potasse destinée à absorber l'acide car-
bonique à mesure qu'il se produit. A dose double,
l'animal meurt vite. La zone maniable est donc, du
simple au double, ce qui doit faire considérer le chloroforme comme un poison plutôt que comme un médicament. *Le chloroforme n'agit pas par la quantité
qu'on respire, mais par la proportion qui s'en trouve
dans l'air inspiré.* Cette tension dans l'air inspiré règle
seule la proportion existant dans le sang et les tissus.
Quand on emploie une dose comprise dans la dose

maniable, on n'a aucun danger à redouter, quelque temps que dure l'expérience.

Dans une communication plus récente (Société de biologie, 7 avril 1883), M. Paul Bert vient affirmer qu'à la dose de 20 grammes et au-dessus, par 100 litres d'air, la mort est foudroyante et précède l'anesthésie.

Ainsi, le chloroforme n'échappe pas à la loi des autres poisons gazeux (oxyde de carbone, hydrogène sulfuré, etc.). Un mélange de ce corps à l'air est incompatible à la vie au delà d'une certaine proportion.

La déduction immédiate qui découle de cette loi, c'est que par notre mode d'administration nous devons nous efforcer de ne faire respirer au malade qu'un chloroforme mélangé à une quantité d'air relativement considérable. Si nous avions des appareils pratiques faciles à être transportés, permettant d'obtenir un mélange constant de 12 à 15 grammes de chloroformepour 100 litres d'air, nous n'hésiterions pas à l'employer Malheureusement il n'en est point ainsi, et c'est pourquoi nous sommes d'avis d'avoir recours à la technique de M. le professeur Gosselin. Par son procédé on évite l'introduction d'une vapeur chloroformique trop concentrée, et l'on se met, par conséquent, autant qu'il est possible, à l'abri de l'intoxication.

Bien plus, nous croyons que, grâce à cette méthode, les cas de mort indépendants de l'intoxication, c'est-à-dire ceux qui se produisent avant et pendant la période d'excitation peuvent être jusqu'à un certain point évités.

En effet, que se passe-t-il lorsque les malades succombent après quelques inhalations ? Une vapeur

chloroformique trop concentrée est venue frapper la
muqueuse pharyngo-laryngée, a été le point de départ
d'un réflexe violent dont la conséquence a été l'arrêt de
la respiration et de la circulation. Il ne s'agit pas là
d'intoxication, la quantité du chloroforme inspirée est
trop minime pour cela. Il s'agit d'une excitation phy-
sique absolument semblable croyons-nous au fait rapporté par **M.** Chantemesse, interne des hôpitaux (Société
clinique, séance du 24 mai 1883), dans lequel un jet
d'eau vivement lancé contre le pharynx, chez une malade qui avait une angine légère, suffit à provoquer
une syncope mortelle. Si donc, au lieu de chercher
à sidérer le malade, on approche d'abord le chloroforme
à une certaine distance, si surtout on en fait alterner
les premières inspirations avec des inspirations d'air
pur, on a, croyons-nous, bien des chances pour ne pas
provoquer le réflexe en question.

Un peu plus tard, pendant la période d'excitation,
c'est l'arrivée trop brusque au bulbe d'une quantité
trop considérable de chloroforme qui cause la pertur-
bation nerveuse dont la mort peut être la conséquence.
Ici encore, l'intermittence dans les inspirations chloroformiques est le meilleur moyen de prophylaxie.
Fait important à noter, dit M. Duret, si l'on suspend à
temps l'inhalation massive, la respiration se rétablit la
première, d'abord lente et profonde, puis, régulière, et
le cœur reprend à son tour ses battements.

Ainsi donc, quelque soit le mécanisme de la mort
par le chloroforme; qu'il s'agisse d'une intoxication,
qu'il s'agisse au contraire d'une syncope par suite
d'action réflexe ou par suite d'irritation bulbaire, dans
tous les cas, cette mort nous paraît pouvoir être autant

que possible évitée par le procédé des inhalations intermittentes.

C'est encore à ces conclusions que nous conduisent
les expériences que nous avons faites sur les animaux.
Une souris meurt en 5 à 6 secondes sans anesthésie
préalable, sans période de sommeil, lorsqu'on approche
le chloroforme de son museau.

Il lui faut au contraire plusieurs minutes pour mou-
rir quand on la met dans une atmosphère moins vivement chloroformée, et avant sa mort elle passe par une
période d'anesthésie et de sommeil.

Il en est de même pour les lapins.

Enfin (et c'est là pour nous la meilleure des preuves),
nous avons pu, pendant plusieurs mois, anesthésier de
nombreux malades. Tantôt nous avons essayé de les
endormir à l'aide de doses massives, tantôt nous leur
avons fait inspirer à la fois des doses moindres, soit en
imbibant une compresse de quelques gouttes seulement
de chloroforme et en la tenant à une assez grande distance du nez; soit en employant le procédé des inhalations intermittentes. Eh bien, de ces nombreuses
observations, résulte pour nous cette conviction inti-
me que ce dernier procédé est *le plus souvent* le meilleur.

Grâce à lui, la suffocation du début est en général
évitée; les accès de toux, les arrêts respiratoires qui précèdent souvent la période d'excitation ne se produisent
pas. Enfin lorsque le malade est arrivé à la période chirurgicale, ce procédé est un moyen excellent de tenir
le sujet dans l'anesthésie, tout en lui permettant jusqu'à
un certain point l'élimination d'une quantité inutile
de l'agent toxique.

C'est surtout sur les malades qui, une première fois,

avaient subi une chloroformisation à inhalations continues que nous avons bien pu faire la différence. Tous (et il s'agit de plus de vingt cas) nous ont dit qu'ils préféraient de baucoup le second procédé au premier. Aucun d'eux n'a ressenti à la seconde épreuve cette sensation d'étouffement et d'oppression qui est si pénible, et qui pour quelques-uns rend une seconde anesthésie si redoutable.

Nous rapportons ici l'observation suivante que nous choisissons au milieu des autres et qui nous paraît concluante. C'est cette observation qui nous a donné l'idée de choisir comme travail inaugural le sujet que nous présentons aujourd'hui.

Madame X..., 45 ans, bien constituée, nerveuse, a cu à subir une première anesthésie pour l'ouverture d'un phlegmon, il y a près d'un mois. Cette ancsthésie a été faite par le procédé ordinaire des inhalations continues Elle a été extrêmement laborieuse.

Dès les premières inspirations, la malade a éprouvé une sensation atroce, intolérable d'étouffement. Immédiatement sa respiration s'est arrêté par suite d'une contracture violente des muscles respiratoires. On a été obligé de provoquer des inspirations en flagellant le thorax, et bientôt il a fallu faire la respiration artificielle par des pressions alternatives sur les parois thoraciques. C'est ainsi qu'on est arrivé à la période d'excitation, qui a été extrêmement tumultueuse, pendant laquelle chaque seconde semblait apporter un nouveau péril. C'était la langue qui, projetée en arrière, déterminait une asphyxie, et qu'il fallait maintenir hors de la bouche par une pince ; c'était la respiration qui s'arrêtait et nécessitait encore une intervention active; c'était le pouls qui faiblissait et donnait les plus vives inquiétudes.

Enfin, l'opération terminée, la malade resta pendant deux jours très fatiguée du fait même de sa chloroformisation. Elle eut de nombreux vomissements, de l'anorexie et une sensation pénible de malaise général et indéfini.

Un mois plus tard, une nouvelle opération était nécessaire; la malade, affaiblie par une longue suppuration, par la privation de sommeil, par l'anorexie, par une phlébite de la veine fémorale qui s'était produite au milieu des symptômes qui accompagnent souvent la pyohémie, la malade, dis-je, était dans un état entièrement alarmant.

Se souvenant de la première anesthésie, se rappelant avec terreur les graves incidents qui l'avaient accompagnée, et la sensation affreuse d'étouffement qui en avait marqué le début, elle se refusait en quelque sorte à une nouvelle chloroformisation.

Et cependant le temps pressait; chaque jour créait un nouveau péril; il ne fallait plus hésiter.

C'est dans ces conditions si défavorables que fut tentée la seconde anesthésie. Lorsque, après une longue délibération, la décision en fut prise, et qu'on pénétra dans la chambre de la malade, celle-ci fut saisie d'un tremblement intense qui l'empêchait de parler et faisait claquer ses mâchoires.

Quelques gouttes de chloroforme sont versées sur un mouchoir qu'on approche à cinq ou six centimètres du nez. La malade fait deux inspirations que nous faisons suivre de deux inspirations d'air pur. Trois fois de suite nous faisons alterner deux inspirations d'air de deux inspirations chloroformiques, le mouchoir étant toujours tenu assez éloigné. Puis, lorsque la période de saisissement est passée, nous commençons alors exactement la technique préconisée par M. le professeur Gosselin.

En moins de deux minutes, la malade fut endormie, sans excitation, sans arrêt respiratoire, sans aucune sensation d'étouffement. Le sommeil anesthésique pendant quatre ou cinq minutes que dura l'opération fut calme comme un sommeil naturel, et lorsqu'elle fut réveillée, la malade n'eut aucune des sensations si profondément désagréables qu'elle avait éprouvées pendant longtemps après la première anesthésie.

A côté de cette observation nous en pourrions rapporter d'autres qui toutes ont avec elle la plus grande analogie. Si nous l'avons choisie, c'est qu'elle nous paraît résumer d'une part les conséquences heureuses du procédé que nous croyons le meilleur; d'autre part, prouver que ce procédé est applicable aux cas qui paraissent les plus défavorables.

EXPÉRIENCES PERSONNELLES.

I. *Chat âgé de deux mois.* — Dans une première épreuve on lui fait respirer rapidement des vapeurs de chloroforme très concentrées. — Au bout d'une minute et demie la respiration s'est arrêtée, et il a fallu faire la respiration artificielle pour le faire revenir à lui.

Dans une seconde épreuve, qui a lieu deux heures après la première, on met l'animal sous une cloche de verre ayant à peu près une capacité de 15 litres, sous laquelle on glisse un tampon imbibé de chloroforme.

Il est 5 h. 10. Respiration, 56.

A 5 h. 11, le chat commence à fermer les yeux.

A 5 h. 13, sommeil complet, respiration facile, ample et naturelle.

5 h. 23. Ivresse et titubation.

5 h. 24. Quelques gouttes de chloroforme sont ajoutées.

5 h. 25. Excitation violente. Efforts pour s'échapper. Cris. Une bave épaisse s'échappe de la bouche.

5 h. 26. L'animal tombe. 44 respirations à la minute. Convulsions partielles.

5 h. 27. La cloche est enlevée. Rétrécissement considérable des pupilles. Abolition de la sensibilité.

5 h. 29. L'animal revient à lui. Retour de la sensibilité et du mouvement.

5 h. 30. On le remet sous la cloche dans les mêmes conditions, en ayant soin de renouveler l'air de temps en temps et d'ajouter au tampon quelques gouttes de chloroforme.

5 h. 32. Respiration 36. Sommeil régulier. Corps étendu. Sensibilité conservée.

5 h. 33. Sensibilité diminuée, mais réveil à la suite d'une coupure de l'oreille. Après quelques efforts, abattement.

5 h. 34. Les pupilles se rétrécissent.

5 h. 35. Période d'excitation. La respiration est large et régulière.

5 h. 39. Sensibilité abolie.

5 h. 42. Abolition du réflexe palpébral. Atrésie pupillaire. Résolution musculaire absolue. On retire l'animal de la cloche.

5 h. 48. Atrésie pupillaire considérable. Respiration, 36.

5 h. 50. La sensibilité apparaît. Commencement de réveil.

5 h. 51. On fait respirer directement à l'animal un tampon de chloroforme.

5 h. 52. Dilatation pupillaire énorme; la respiration difficile, a de la tendance à s'arrêter. On laisse l'animal revenir à lui.

6 h. 2. On lui fait respirer directement un tampon imbibé de chloroforme.

6 h. 3. La respiration s'arrête tout à coup. Puis surviennent quelques rares respirations convulsives. La pupille est extrêmement dilatée. On enlève le chloroforme.

6 h. 8. La respiration revient. Elle est lente et large. Résolution musculaire. Insensibilité.

6 h. 14. Léger réflexe palpébral. Insensibilité. Respiration régulière. Résolution musculaire.

6 h. 15. Mouvements convulsifs des membres inférieurs. Rigidité des membres antérieurs.

6 h. 19. Ces symptômes augmentent.

6 h. 20. Trémulation généralisée. Expiration bruyante. Respiration, 40. Réflexe pupillaire apparaît.

6 h. 22. Trémulation localisée aux membres postérieurs. Contracture des membres antérieurs.

6 h. 24. Réveil. Le chat regarde autour de lui.

6 h. 25. Extrême mobilité pupillaire.

6 h. 27. Le chat se met sur son train de derrière. La trémulation persiste.

6 h. 34. Le chat essaye quelques mouvements qui restent localisés à la partie antérieure du corps.

6 h. 36. La trémulation du train de derrière a diminué. L'animal peut faire quelques pas après lesquels les membres postérieurs refusent leur service.

Le lendemain, paraplégie presque absolue sans diminution appréciable de la sensibilité des membres postérieurs. L'animal marche en traînant le train de derrière ; il ne peut se tenir debout. Il refuse toute nourriture.

Le surlendemain on le trouve mort.

II. *Lapin.* — 1ʳᵉ *épreuve*. Respir..... 130. — Un tampon imbibé de chloroforme est approché très près du museau. Après quelques inspirations, la respiration s'arrête pendant quelques secondes, puis elle devient de plus en plus rapide jusqu'à 180, après quoi elle s'arrête. — Atrésie pupillaire considérable ; abolition du réflexe palpébral.

Respiration artificielle.

2ᵉ *épreuve* : 1 h. 55. Respir..... 164. Le chloroforme est placé à 2 centim. de l'orifice nasal.

1 h. 56. Légères irrégularités dans la respiration.

2 h. 1. Respir..... 92. Les amplitudes des mouvements respiratoires augmentent. Sensibilité considérablement diminuée.

2 h. 2. Pendant vingt secondes, la respiration s'arrête.

2 h. 6. Abolition du réflexe palpébral ; le nombre des

respirations augmente considérablement. La sensibilité a disparu ; rétrécissement considérable de la pupille.

2 h. 7. Respir..... 180. OEil terne. Les mouvements respiratoires diminuent notablement d'intensité.

2 h. 8. La respiration s'arrête. Le cœur bat toujours. Respiration artificielle.

2 h. 9. Le cœur bat faiblement. Les pupilles sont extrèmement dilatées. Les globes oculaires sont très saillants.

2 h. 14. Ouverture de la cavité thoracique. On peut constater que le cœur a encore quelques légers battements.

III. *Lapin âgé de 2 mois.* — Ce lapin a déjà été soumis dans la journée à deux épreuves de chloroformisation, le chloroforme étant répandu sur un tampon qu'on approchait à 2 centimètres des narines. Les deux fois nous avons vu après quelques minutes survenir un arrêt de la respiration, et ce n'est qu'à grand'peine, après avoir fait la respiration artificielle pendant longtemps que l'animal est revenu à lui.

A 6 h. 5, on le met sous la cloche en laissant arriver à lui une assez grande quantité d'air. Un tampon imbibé de chloroforme est placé à côté de lui.

6 h. 15. Ivresse. Quelques mouvements de titubation.

6 h. 25. L'animal se couche sur le flanc.

6 h. 29. Respir..... 76. Respiration surtout costale. Abolition du reflexe palpébral.

6 h. 34. Respiration égale.

6 h. 38. Convulsions des membres et des lèvres.

6 h. 40. On enlève la cloche. Au bout de deux mi-

nutes la respiration est devenue très ample et naturelle.

A 7 heures, on met l'animal dans sa cage. Il paraît un peu endormi.

Le lendemain on le trouve mort.

A l'autopsie : Congestion considérable du foie. Les poumons présentent à leur base et dans la région moyenne, des taches noires, sorte d'infarctus ayant à la coupe la forme d'une pyramide dont le sommet regarde le centre, et la base la périphérie ; le reste du poumon crépite bien.

Les autres organes paraissent sains.

IV. *Loir*. A. — Est placé sous la même cloche, dans laquelle on a mis un tampon imbibé de chloroforme : 1 h. 45.

1 h. 47. L'animal tombe lentement à la renverse.

1 h. 48. Insensibilité comp'ète. La respiration est ample et naturelle.

1 h. 54. Amplitude respiratoire diminuée. On enlève la cloche.

1 h. 59. L'animal commence à se réveiller. La sensibilité reparaît.

2 heures. Le loir revient rapidement à lui.

V. *Loir*. B. — 2 h. 3. On maintient le tampon à 2 centim. du museau de l'animal.

2 h. 4. La respiration diminue de fréquence tout en restant regulière.

2 h. 5. Respiration extrêmement lente. Au bout de quinze secondes ; elle s'arrête tout à fait. — Mort.

2 h. 8 : *Autopsie* : Le cœur bat rapidement. Quelques spasmes du diaphragme.

2 h. 11. Irrégularité des contractions ventriculaires, les oreillettes se contractent bien.

2 h. 20. Les oreillettes seules se contractent.

2 h. 25. Les contractions auriculaires sont de plus en plus lentes.

2 h. 31. Toute contraction auriculaire a cessé.

VI. *Souris*. A. — Quelques gouttes de chloroforme sont versées sur un tampon et approchées à 1 centim. et demi du museau de l'animal.

Au bout de sept secondes la respiration s'arrête.

Le lendemain matin, *à l'autopsie* : congestion intense du poumon et du foie.

Les autres organes sont sains.

VII. *Souris*. B. — 10 h. 9. Mise sous la même cloche avec un tampon imbibé de chloroforme.

10 h. 10. La respiration s'accélère rapidement. L'animal tombe.

10 h. 11. Mouvements convulsifs des membres postérieurs.

10 h. 12. Mort.

10 h. 20 *Nécropsie*. — Le cœur bat extrêmement vite.

Poumon et foie non congestionnés.

10 h. 21. Quelques intermittences dans les contractions cardiaques.

10 h. 24. Les amplitudes des contractions sont notablement diminuées.

10 h. 30. Contractions très faibles.

10 h. 33. Le cœur ne bat plus.

VIII. *Grenouille.* — Placée sous un grand verre, lequel repose sur une soucoupe dans laquelle on a versé quelques gouttes de chloroforme.

Au bout de 17 secondes : Contractures des membres postérieurs, mort.

Le cœur continue à battre quelque temps après que la respiration a cessé.

IX. *Guêpe.* — 2 heures 55, placée sous un verre, dans les mêmes conditions que la grenouille, mais de façon à ce qu'elle ne touche pas les quelques gouttes de chloroforme.

Au bout de 18 secondes, elle tombe morte. — On relève le verre. — La guêpe ne revient plus à elle.

X. *Cerf-volant.* — 3 heures. L'animal est placé dans les mêmes conditions que la guêpe. Au bout de 45 secondes, il est mort.

Le même animal était resté, la veille, 4 minutes sous l'eau sans qu'il parût en souffrir.

XI. *Sauterelles.* — Sont placées en assez grand nombre sous un verre dans les mêmes conditions.

Elles meurent au bout de 5 à 25 secondes, d'autant plus vite qu'elles sont moins élevées dans le verre, c'est-à-dire plus près des quelques gouttes de chloroforme.

Nous avions constaté qu'une sauterelle peut rester impunément deux minutes sous l'eau.

XII. *Fleurs.* — Des fleurs de verveine, de geranium, ainsi que des feuilles de geranium sont placées sur un petit support, lequel repose sur un mouchoir imbibé de quelques gouttes de chloroforme. Le tout est recouvert d'un verre.

Les mêmes fleurs sont placées en même temps dans les mêmes conditions sur un mouchoir sans chloroforme.

Au bout de cinq minutes les premières sont légèrement décolorées ;

Au bout d'un quart d'heure elles sont affaissées ;

Le lendemain elles sont décolorées, jaunes et sèches, tandis que les secondes, qui n'ont pas été exposées au chloroforme, ont conservé toute leur fraîcheur.

CONCLUSIONS.

Le travail précédent nous conduit aux conclusions suivantes :

1° La mort par le chloroforme reconnaît plusieurs causes.

Elle tient :

A. — Soit à une syncope réflexe dont le point de départ est l'irritation de la muqueuse laryngée par la vapeur chloroformique.

B. — Soit à une irritation bulbaire produite par des quantités trop considérables de chloroforme arrivant à la fois au bulbe.

C. Soit à un empoisonnement des cellules du bulbe.

2° L'anesthésie chloroformique peut être, après le réveil, suivie d'accidents nerveux qui peuvent entraîner la mort.

3° Le meilleur procédé pour prévenir les accidents immédiats de la chloroformisation nous paraît être le procédé des inhalations intermittentes.

Paris. — A. PARENT, imp. de la Fac. de médec., A. DAVY, successeur, 52, rue Madame et rue M.-le-Prince, 14,

9 782016 173459